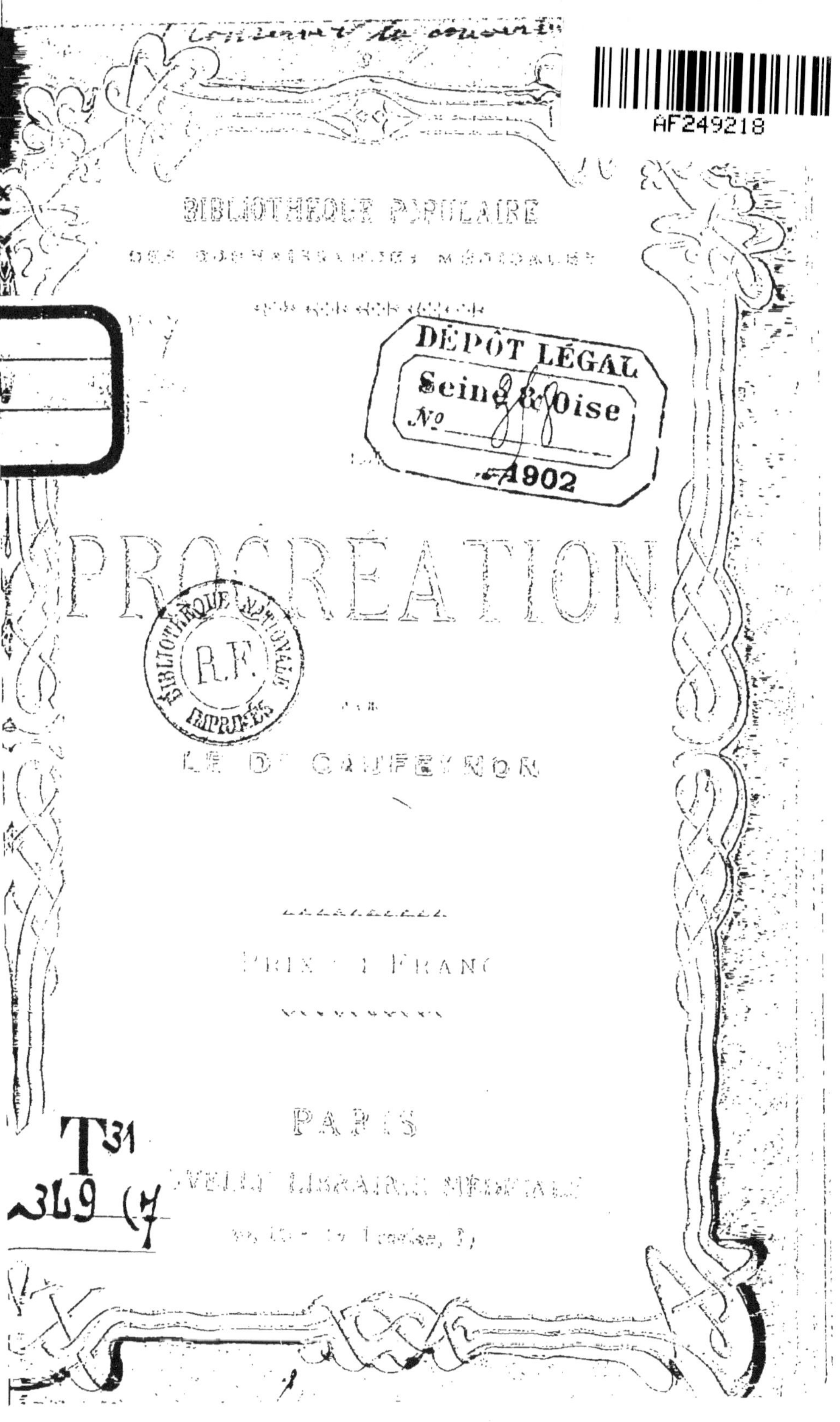

BIBLIOTHÈQUE POPULAIRE

DES CONNAISSANCES MÉDICALES

PROCRÉATION

PAR

LE Dr CAUFEYNON

PRIX : 1 FRANC

PARIS

NOUVELLE LIBRAIRIE MÉDICALE

LA PROCRÉATION

La Collection comprend :

Docteur CAUFEYNON

LA

PROCRÉATION

Fécondation — Gestation — Accouchement

Anomalies

Géants, Nains et Enfants extraordinaires

PARIS

NOUVELLE LIBRAIRIE MÉDICALE

39, RUE DE TRÉVISE, 39

I

LA PROCRÉATION

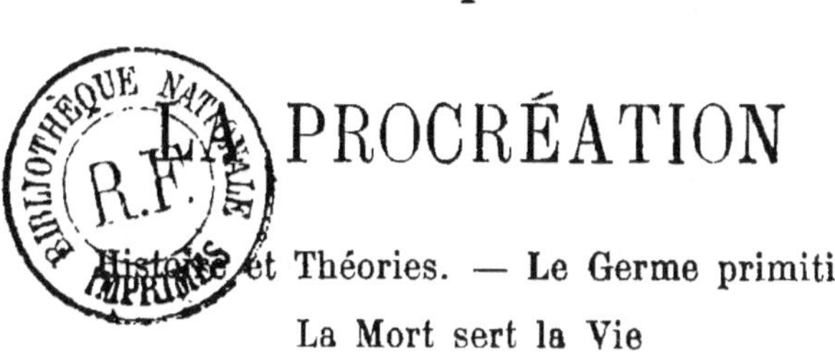

Histoire et Théories. — Le Germe primitif
La Mort sert la Vie

Depuis Hippocrate et Aristote, jusqu'à Descartes et Buffon, en passant par Gallien, Avicenne et d'autres, une foule de physiologistes ont admis un sperme fécondateur chez la femme. Zénon et, parmi les modernes Fallope, avec plusieurs autres anatomistes en ont rejeté l'existence. En effet la sécrétion muqueuse de la vulve et du vagin pendant le coït est uniquement due aux glandes vulvovaginales et ne contient aucun germe.

Hippocrate pensait que le semence de
l'homme et de la femme se mêlaient et que la
plus forte des deux procréait un fœtus de
son sexe. Aristote, Anaxagore, Alcmen, Epi-
cure et d'autres pensaint de même. Descartes a supposé que le mélange des deux
semences produisait une fermentation dans
laquelle le fœtus était formé. Van Helmont
disait que la femelle fournissait la matière
séminale et le mâle une sorte d'esprit ou
cachet vital; d'autres ont voulu que chaque
semence renfermât un animal non formé, ou
des parties d'un animal qui, s'attirant ensuite, se rassemblaient pour former un être
nouveau. (Maupertuis, *Vénus physique.)*

Les anciens prétendaient que le testicule
droit des mâles et la cavité droite de la matrice produisaient des individus mâles. Les
femelles étaient engendrées du côté gauche
(Anaxagore, Aristote, Gallien, etc.). Pline a

même prétendu qu'en liant le testicule droit ou gauche à un bélier, on lui faisait engendrer à volonté un mâle ou une femelle. Mais Ambroise Paré, Bertholin, Vérale, Harvey et une foule d'autres, ont démontré par l'expérience que les hommes auxquels un testicule avait été amputé procréaient des enfants des deux sexes.

Buffon supposait que la semence était un extrait de toutes les parties du corps, un assemblage de toutes les molécules, qui recevait la figure des parents par un moule intérieur.

D'après Diogène, Hippon et quelques autres, on admettait que le fœtus était produit par la semence du mâle seule. La mère ne servait que pour le développement, comme la terre par rapport à la graine.

Valensiri supposa que l'homme commençait à être un ver, qu'il se développait peu à peu comme un insecte qui se métamorphose. Spallanzani a démontré la fausseté de cette hypothèse, en fécondant des œufs de grenouilles sans ces vers spermatiques.

Le système des œufs par la femelle seule et de leur évolution, a été admise par Malpinghi, Hervey, Ploucquet, Graaf, etc., qui les ont découverts dans la femme.

Bonnet, Spallanzani et quelques italiens ont suivi l'opinion qu'il y a des germes préexistants et créés depuis le commencement du monde, mais emboîtés les uns dans les autres et se développant successivement.

La Panspermine est une hypothèse supposant que toute la nature est remplie de germes ou d'éléments imperceptibles, propres à former quelque être qui en sort, la nature entière n'étant qu'une semence de génération.

La génération des gemmipares, ou par

bouture, a fait penser encore que le fœtus appartenait à la femelle, dont il n'était en quelque sorte qu'une émanation.

En réalité la puissance vitale se transmet du père à l'embryon. Un œuf de poule ou de grenouille, nòn fécondé, contient déjà tous les linéaments de l'animal qui doit naître. Spallanzani a vu, au microscope, le jeune têtard dans celui de la grenouille; Haller a remarqué dans l'œuf de la poule la membrane du jaune qui doit servir à la formation du poulet. Que manque-t-il donc à ces jeunes êtres? L'excitation vitale du père! En vain, si elle manque, vous tiendrez ces œufs à une douce chaleur, pour les couver, les faire éclore; au lieu d'un individu animé, vous n'en retirerez qu'une horrible pourriture!

En résumé il n'y a point de véritable génération, ce n'est qu'une suite de ce qui a été prescrit à l'origine des âges; nous ne voyons que des modifications successives mais toujours semblables dans le même ordre d'idées.

On a dit fort justement : *la mort sert la vie, pour vivre il faut détruire.* En effet, si nous admettons qu'Adam et Ève aient été la première tige humaine, et que, suivant l'Écriture, ne pouvant jamais mourir, ils aient toujours subsisté, de même que leurs enfants et toute leur postérité, la terre serait couverte aujourd'hui d'autant d'hommes qu'il y a de grains de sable au bord de la mer. Comment eût subsisté cette épouvantable masse de population? Elle eût tari les mers et dévoré tout ce qui existe ; enfin, n'ayant plus rien à manger et, par cette raison, ne pouvant plus se reproduire, le genre humain eût été dans un état d'immobilité approchant de celui des corps bruts.

Si l'on suppose qu'il en soit de même pour les animaux, la nature vivante tomberait tout entière dans la même immobilité; parce que chaque matière se présenterait un mutuel obstacle d'une égale résistance.

Sans la destruction il n'y aurait point de génération, c'est la mort qui dégorge les embarras de la nature, c'est elle qui fait circuler librement la force vitale dans l'univers.

Cette puissance de vie se manifeste dans tout être organisé, par ce que l'on a nommé l'*appétit* en deux mobiles. L'appétit de la nutrition et celui de la reproduction. C'est une qualité inhérente à tout être organisé, car on n'enseigne à personne ces besoins naturels; ils naissent avec nous. C'est donc bien un *amour matériel*, qui tend au maintien de l'individu, à la perpétuité de l'espèce, par la *procréation*, c'est la vie par la mort!

II

LA FÉCONDATION

Le Sperme et les Ovules. — Définition de la Fécondation. — La Fécondation artificielle.

———

Les actes qui précèdent la fécondation sont l'accouplement ou coït, l'émission du sperme le termine chez le mâle; le phénomène correspondant chez la femelle est la progression de l'ovule dans la trompe. L'ovule rencontre le sperme, lui aussi en voie de progression dans les voies génitales où il a été déposé. La rencontre de ces deux éléments mâle et femelle constitue la fécondation.

Le Dr Robin définit ainsi ce phénomène:
« — La fécondation, conception ou incarnation, est un phénomène physiologique dont les agents essentiels, sous le rapport anatomique, sont l'*ovule* d'une part et les *spermatozoïdes* de l'autre. Il est caractérisé par la pénétration de quelques spermatozoïdes entiers au travers de la membrane *vitelline*, jusqu'au *vitellus*, et par la liquéfaction de ceux-ci dont la substance s'unit, molécule à molécule, à celle du vitellus, de telle sorte qu'il l'*imprègne* par mélange de la substance du mâle avec celle de la femelle. »

Une autre définition moins abstraite est la suivante: « — Tous les êtres organisés, végétaux et animaux, naissent d'une cellule qui provient des organes femelles et subit le contact de la semence fournie par les organes mâles. Pour l'espèce humaine, la cellule prend le nom d'*ovule* et la semence celui de *sperme*, le contact de ces éléments prolifiques s'effectue dans les voies génitales de la femme à la suite de l'accouplement et leur rencontre constitue la *fécondation*. Dès que l'œuf est fécondé, il se greffe dans la matrice où il subit une série de modifications pendant la *gestation* ou grossesse ; enfin, quand il a atteint son développement complet, il est expulsé dans l'acte de *l'accouchement*. »

L'ovule et le sperme abandonnés à eux-mêmes dans les voies génitales de la femme, c'est-à-dire hors de l'ovaire et des molécules séminales, finissent par se désorganiser.

Chez presque toutes les femmes une partie du sperme éjaculé par l'organe viril, est ramenée à la vulve et s'écoule au dehors par suite du retrait des parties vaginales. Cette rejection est bien plus considérable quand les femmes se placent debout après le coït, que si elles demeurent couchées, surtout avec le relèvement du bassin et des cuisses. Dans tous les cas, du reste, il y a assez de sperme retenu à la surface du col de l'utérus et dans les replis du vagin pour que la fécondation ait lieu, si toutefois la progression des spermatozoïdes n'est pas empêchée dans l'utérus et dans les trompes, si le mucus de ces organes n'est pas dans quelque état morbide déterminant la mort des spermatozoïdes. Chez la femme, la rupture de l'ovaire amenant promptement la cessation des règles, ce ne peut être qu'immédiatement après celles-ci que la fécondation s'effectue. On a toujours constaté ce fait: *c'est après les règles que la conception se fait avec le plus de facilité.* Elle doit avoir lieu aussitôt après la sortie de l'œuf, dans le cas du coït pratiqué peu d'heures avant ou après le début des règles.

Vu le temps que les spermatozoïdes met-

tent pour atteindre le pavillon des trompes,
la fécondation ne peut avoir lieu que dix ou
vingt heures au plus tôt après la fin des
menstrues, en supposant que le coït ait été
pratiqué aussitôt que celles-ci ont fini, et
ainsi de suite à compter de l'heure de cette
action.

Il est à remarquer que c'est la turgescence
de l'ovaire et de tous les organes génitaux,
précédant et amenant les règles, qui pro-
voque le désir et le besoin génésique du coït
et que celui-ci manque rarement d'être pratiqué dans ces conditions, du moins chez les
animaux, mais les choses peuvent se passer
de même chez la femme.

C'est le coït qui précède les règles qui
donne les spermatozoïdes qui fécondent
l'ovule sortant à la fin de celles-ci. Le sang
des règles ne tuant pas les spermatozoïdes,

on comprend qu'il ne les empêche pas de progresser et d'arriver au pavillon.

Comme il est souvent des cas de stérilité inconnus on a songé à pratiquer la fécondation artificielle, et elle a été obtenue maintes fois. Que le sperme soit injecté dans le vestibule, dans le vagin ou le col de la matrice, ou par l'intermédiaire d'une seringue, les conditions voulues pour la progression intra utérine et la progression des spermatozoïdes sont aussi bien conservées dans un cas comme dans l'autre ; pour les conditions de pénétration même, l'avantage est du côté de l'injection.

« Au point de vue physiologique, dit le Dᵣ Robin, le but du mariage est la reproduction ; or si quelque anomalie, soit de l'urèthre ou du gland, soit du vagin ou du col, ou quelque déviation utérine, etc., s'opposent à la fécondation, il est certain qu'il n'y a rien

d'anormal, de monstrueux dans l'interven-
tion médicale, qui amène ce dernier résultat,
en recevant du reproducteur naturel son liquide séminal pour le transmettre opéra-
toirement dans le col utérin. Le fait n'a rien
qui soit plus immoral que nombre d'opérations exécutées dans le même but, au fond,
telles que les dilatations forcées faites pour
obtenir la guérison du vaginisme, la répara-
tion de la vulve ou du vagin, etc.

« Dans le premier cas, il n'y a rien d'anormal et de fâcheux que le fait de l'inachève-
ment de la copulation de part et d'autre,
interruption rendue nécessaire par la pré-
caution à prendre pour recueillir la liqueur
séminale éjaculée, mais il n'y a alors rien
d'antisocial, tant s'en faut, puisqu'on est
forcé d'en agir ainsi, pour arriver à rendre
certaine la fécondation, but naturel et attendu dans toute copulation. Dans les

opérations citées en dernier lieu, souvent
demandées à la chirurgie, sans que nul y
trouve quoique ce soit de répréhensible, le
but que l'on se propose d'atteindre est avant
tout la possibilité du coït, alors que celle de
la fécondation reste incertaine. »

Les premières observations de fécondation artificielle de la femme réellement au-
thentiques sont celles du Dr Grimault, elles
furent obtenues par injection de sperme
dans le col, qu'il fallut faire deux jours
après les règles. Grimault a publié ses observations dans l'*Abeille médicale* (en 1861
n° 48).

Marion Sims, en 1866, a publié en détail le
fait d'une fécondation artificielle à la suite
d'injection de quelques gouttes de sperme
dans la cavité du col.

Gigon, en 1867, obtint également une grossesse avec une injection pratiquée le lende-

main des règles. Gigon fils a relaté tous les
faits rassemblés dans une thèse en 1871.
(Essais sur la fécondation).

main des règles. Gigon fils a relaté tous les
faits rassemblés dans une thèse en 1871.

III

LA GESTATION

Premiers indices caractéristiques de la femme enceinte, — Signes faux, incertains et certains. —
Détermination des sexes.

Les sensations qui d'ordinaire rendent
perceptibles les premières indications d'une
grossesse chez une jeune femme sont plus
ou moins accentuées, et se présentent le
plus souvent dans l'ordre ci-dessous :

Sentiment d'un état intérieur insolite avec
quelque altération dans les idées, tels que
des inquiétudes vagues, des douleurs dans
les régions ombilicales, des dégoûts involontaires, puis un spasme général caracté-

risé par des frissonnements, une tuméfaction spasmodique de l'abdomen, accompagnée d'une grande sensibilité, de pâleur, de tristesse et d'anxiété : à un trouble enfin de digestion exprimé surtout par des nausées et de fréquents vomissements, s'ajoutent la suppression totale des menstrues et le gonflement du ventre et des seins. La certitude est absolue au 4e mois.

Dès qu'une femme a été fécondée, elle éprouve des changements sensibles au physique et au moral. Il se forme alors une sorte de décomposition dans tous les traits du visage, l'éclat des yeux se ternit, les prunelles se resserrent, les paupières moins fermées et comme pendantes, deviennent jaunes et livides, les traits de la face perdent leur fraîcheur ; d'autres fois, les joues se colorent d'un incarnat plus vif, mais irrégulier.

Une croyance générale est que si l'accouplement a été voluptueux, que la jouissance se soit montrée également intense chez l'homme et la femme au même instant, la conception doit être certaine. Cette assertion est sans aucun fondement, la fécondation peut avoir lieu sans que la femme éprouve la moindre jouissance.

De tous les signes rationnels de la grossesse, celui qui éveille l'attention de la femme, est certainement la cessation des règles. En effet, chaque fois qu'une femme bien constituée, habituellement bien réglée, s'est trouvée dans toutes les conditions requises pour avoir conçu et qu'ensuite elle éprouve, sans autre cause connue, une suppression de règles, il y lieu de croire à la possibilité d'une grossesse.

De tous les changements produits par l'état de gestation, le plus remarquable est la modification du système nerveux. Cette modification est telle qu'elle exalte la sensibilité, rend les femmes plus susceptibles, plus impressionnables à l'action des agents physiques et moraux ; de bonnes, confiantes, douces, enjouées qu'elles étaient, beaucoup deviennent emportées, colères, jalouses, acariâtres, taciturnes.

Mais il faut bien se persuader que la grossesse est une fonction dont l'exercice est en quelque sorte mystérieux et par cette raison difficile à constater.

On est souvent trompé par des signes qui ne sont que fugitifs, inconstants, provoqués par d'autres états généralement maladifs, et qui n'ont rien de commun avec la grossesse ; tels que l'abattement général, la fatigue des membres inférieurs, ou quelques troubles moraux.

Les nausées et les vomissements à jeun, le

matin au moment du réveil, le dégoût de certains aliments et boissons, la viande notamm-
ment, le bouillon et le vin, comptent parmi
les phénomènes les plus fréquents, mais
peuvent être provoqués par les causes les
plus diverses.

La salivation abondante chez une femme
qui n'y était pas sujette, et qui ne peut être
attribuée à une cause certaine, a tout autant de signification que le dégoût.

La simple saillie de ventre, qui est pour
le public une des suppositions les plus
hasardées, est un des signes les plus trompeurs, puisqu'un grand nombre de causes
étrangères à la grossesse peuvent occasion-
ner la distension de l'abdomen.

En résumé de tous les signes incertains,
ceux qui paraissent avoir le plus de valeur sont les vomissements matinaux et les
autres dérangements de la digestion.

Parmi les signes probables, il faut citer la suspension des règles, comme nous l'avons déjà dit. Cependant un retard de quelques jours ne permet pas encore les soupçons bien fondés. Tandis qu'une deuxième suppression fortifie la probabilité. D'un autre côté on admet généralement qu'une femme enceinte peut continuer d'être réglée plus ou moins exactement pendant les premiers temps de la grossesse.

Les modifications qui surviennent aux mamelles peuvent être considérées comme signe important, à la condition que ces changements persistent et progressent.

Un signe absolument certain sont les mouvements du fœtus.

En résumé, la grossesse est toujours problématique pendant les trois premiers mois. Les signes incertains sont nombreux, mais trop souvent trompeurs, si on ne peut y ajouter quelques-uns de ceux qui ont une valeur probable.

Quant à la détermination du sexe de l'enfant que porte une femme enceinte, aucun signe positif ne peut le révéler.

Quelques accoucheurs interrogés avec insistance par des clientes trop crédules, se tirent d'embarras en promettant le sexe désiré. Le Dr Moriceau prétendait qu'il était plus habile de faire tout le contraire, c'est-à-dire d'annoncer un garçon si les époux désiraient une fille et vice versa ; car, disait-il, si vous vous trompez, la femme heureuse d'avoir le sexe après lequel elle soupirait, pardonne aisément votre méprise et se contente de rire aux dépens de votre prétendu savoir ; si vous rencontrez juste, au contraire, malgré leur chagrin, les parents sont forcés de rendre justice à votre habileté.

Le Dr Vilpeau s'exprime ainsi qu'il suit :

« S'appuyant sur le principe *contestable* que l'embryon mâle se développe plutôt que l'embryon femelle, Aristote prétend, ainsi qu'Hypocrate et beaucoup d'autres anciens, que la femme sent remuer plus tôt quand elle porte un garçon et plus tard quand c'est une fille. Partant de la même idée, on a transporté à la mère la force relative du fœtus. On a dit qu'elle se sentait plus de vigueur, d'activité, de gaîté, de contentement, que ses yeux étaient plus vifs, sa figure plus colorée, son pouls plus grand, plus fréquent, sa digestion plus facile, que toutes ses fonctions, en un mot, s'exécutaient plus librement quand elle devait accoucher d'un garçon ; qu'une raie brune ou noire, sur la ligne médiane du ventre, une force plus grande, une coloration plus vive, les mamelons plus relevés, les seins plus durs, plus tendus, les veines du cou plus grosses à droite qu'à gauche, annoncent la présence d'un garçon, qu'en se levant ou en marchant, la femme avance le genou ou le pied droit le premier ; que la matrice est inclinée à droite, que les urines sont habituellement chargées si c'est un garçon, et qu'on observe des phénomènes contraires si c'est une fille. »

De tous ces signes, aucun nous le répétons, n'a de réelle valeur ; il faut se résigner à attendre l'accouchement, et si celui-ci a lieu pendant la nuit on imitera la Duchesse de Berry qui, ayant accouché seule pendant la nuit, quand on arriva près d'elle s'écria :

« — C'est un garçon, j'en suis sûre, j'ai taté ! »

IV

L'ACCOUCHEMENT

**Phénomènes de l'Accouchement. — Ses Périodes
Sa Marche. — Sa Terminaison**

Après le temps normal de la grossesse,
l'accouchement se prépare; chez la femme
qui n'a pas encore enfanté, c'est presque
toujours inopinément que le travail commence, elle s'est promenée le jour même;
dans la nuit, surtout le matin, elle est réveil-
lée par des douleurs plus ou moins aiguës
ressenties aux reins, qui se produisent de
quart d'heure en quart d'heure, à peu près.

Ou bien elle se réveille tout à coup, se sentant inondée d'eau. Il n'y a pas eu encore de contraction de la matrice bien sensibles, celles-ci ne se déclarant qu'une ou plusieurs heures plus tard.

Chez la femme qui a eu un ou plusieurs enfants, les choses diffèrent. Le travail ne débute pas aussi franchement. Les douleurs de reins, qui depuis quelques jours se faisaient sentir le soir, ne cessent pas dans la nuit, elles continuent à reparaître à des intervalles plus ou moins rapprochées et en augmentant assez promptement d'intensité.

Enfin la fonction commence à s'exécuter; la matrice, entièrement distendue, va se contracter avec régularité jusqu'à ce que son contenu soit expulsé. Le fœtus de son côté a atteint sa maturité parfaite et un séjour plus longtemps prolongé de l'œuf dans l'organe d'incubation n'a plus de but.

On compte d'ordinaire plusieurs périodes dans l'accouchement:

- La première comprend les phénomènes qui s'observent entre le commencement de la dilatation de l'orifice de la matrice et son ouverture complète.

La deuxième, l'expulsion proprement dite du fœtus qui commence et s'achève.

La troisième, lorsque les annexes du fœtus et les enveloppes sont expulsées.

Dans le premier temps les contractions de la matrice représentent l'effort de la nature, aidé plus tard par les efforts spontanés et volontaires de la femme que le premier entraîne à sa suite.

Le travail commence et finit avec douleur, c'est la caractéristique de l'enfantement.

Toutes les autres fonctions, quand elles s'exécutent normalement, sont accompagnées d'une espèce de bien-être et souvent même de jouissance. L'enfantement est la seule fonction douloureuse de l'espèce humaine.

La contraction de la matrice opère aussi la dilatation de l'orifice de son col par lequel l'enfant doit être expulsé. Mais comme il est renfermé dans l'œuf ou poche, c'est d'abord la coque de l'œuf qui se présente à l'ouverture, s'y engage, dès qu'elle est suffisamment élargie pour cela, facilite ensuite sa dilatation ultérieure, et fait finalement saillie dans le vagin dilaté en entonnoir.

Peu à peu, toujours à la suite des contractions, l'orifice est dilaté complètement; alors la partie fœtale est à son tour poussée vers l'ouverture de la matrice. A ce moment l'eau contenue dans la poche se trouve comprimée; la tension des membranes est exagérée,

elles cèdent enfin à la compression et écla-
tent. Immédiatement l'eau contenue dans la
poche s'échappe dans le vagin et coule au
dehors.

Aussitôt les premières eaux écoulées, on
observe une détente, un moment de repos.
La partie fœtale qui se trouve au-dessus de
l'orifice prend la place qu'avait occupée la
poche des eaux et empêche le reste du liquide
de s'échapper.

Après une courte interruption du travail,
les douleurs prennent un caractère tout nouveau; jusqu'alors elles avaient été à peu
près involontaires, la femme cherchait plutôt
à les retenir. Dès lors, celle-ci éprouve au
contraire un besoin instinctif de coopérer au
travail. A chaque contraction de la matrice,
elle fait un effort pour venir en aide à la
nature et ses efforts augmentent progressive-
ment, à mesure que l'expulsion elle-même

fait des progrès et en raison de l'obstacle à vaincre.

Il arrive bientôt un moment où la contraction et l'effort volontaire durent plus longtemps que précédemment et sont ensuite arrêtés presque subitement. Un calme extraordinaire se remarque alors, c'est qu'il s'est passé quelque chose de nouveau. La partie fœtale a traversé le détroit supérieur et l'orifice de la matrice, elle est arrivée dans l'excavation et dans le vagin. Après cet obstacle vaincu, la matrice et toute l'économie de la femme ont besoin d'un peu de repos provoqué par un certain degré d'affaissement.

Ce repos de la nature ne dure guère plus d'un quart d'heure. De nouvelles contractions se déclarent, elles ont un caractère plus décidément expulsif encore ; mais elles sont plus franches, c'est-à-dire qu'elles sont exemptes de ce malaise douloureux qu'avaient celles qui existaient auparavant.

Arrive enfin le moment où le deuxième acte va s'accomplir, c'est-à-dire l'expulsion totale. Ici, les obstacles sont de deux espèces, c'est d'abord le détroit inférieur osseux; puis le détroit mou, ou orifice vaginal et la fente vulvaire.

Ce dernier obstacle, surtout chez une femme qui accouche pour la première fois, est d'autant plus difficile à franchir que la partie fœtale qui s'y engage trouve à vaincre, non seulement la résistance des muscles qui bordent les orifices, mais qu'elle doit distendre le périnée, dont la résistance est quelquefois très grande et très longue.

Longtemps et souvent le fœtus est poussé vers l'obstacle, mais refoulé bientôt quand les efforts qui l'avaient fait avancer viennent à cesser.

Peu à peu la résistance est vaincue, le périnée est enfin ramolli, élargi et aminci, les lèvres de la vulve s'écartent. Dès que la circonférence la plus grande de l'extrémité fœtale a franchi le détroit osseux, elle reste visible à la vulve, dont les lèvres sont écartées, le périnée est bombé, l'anus béant, la fourchette tendue transversalement.

Dans ce moment suprême, la contraction utérine est devenue presque continue, la coopération de la femme très énergique. Enfin, par un dernier effort prolongé, la partie engagée du fœtus se dégage lentement des entraves qui l'avaient retenu si longtemps.

Le moment le plus difficile de l'expulsion est ainsi accompli. Après un repos de vingt ou trente secondes, de nouvelles contractions chassent le reste du corps de l'enfant avec les eaux qui le baignent. Le fœtus est au monde.

Quelques minutes après, la femme commence à ressentir de petites coliques; elle perd du sang, ce sont les préludes de la troisième période du travail, ou de la délivrance définitive.

Après l'expulsion du fœtus, la matrice est revenue sur elle-même et rencontre le placenta et le cordon, sur lesquels elle se contracte pour les expulser.

La femme ressent alors de petites douleurs, de véritables contractions; bientôt elle pousse de nouveau comme elle a fait pour accoucher, et après quelques efforts de ce genre, on voit apparaître à la vulve, avec le cordon, une masse de couleur foncée, molle, spongieuse; c'est le placenta.

La vulve est distendue par cette masse, qui s'échappe alors et entraîne après elle les membranes dans lesquelles est encore contenue une quantité plus ou moins grande de sang caillé et liquide.

Tout est fini!

V

ANOMALIES

ET

ALTÉRATIONS DANS LA PROCRÉATION

Monstres. — Taches. — Causes physiques et morales
Exemples. — Le Mélange des Races

———

Les anomalies ou altérations des fonctions de la procréation sont de plusieurs sortes: les *monstres*, les *envies*, les *mélanges de races*.

On sait combien les parents influent sur le produit de la conception. Par exemple le tempérament, la forme, la dégénérescence et beaucoup d'autres maladies héréditaires: c'est ce qu'on a appelé quelquefois des *contrariétés vicieuses de la puissance vitale*.

Les maladies qui se transmettent dans la procréation sont des affections universelles du corps et non pas des maladies locales; un sourd, un aveugle, un boiteux, communiquent rarement leurs vices corporels à leurs descendants, pas plus que ceux qui se font circoncire de génération en génération ne donnent point naissance à des sujets sans prépuce.

Mais il y a des produits d'une fécondation manquée, de véritables monstres, les uns sont par excès, comme les enfants à deux têtes, à quatre bras, etc., ou par défaut, des fœtus sans jambes, sans parties sexuelles. Ces anomalies ont excité au plus haut point la curiosité des savants:

Empédocle d'après Plutarque (traduction d'Amyot) dit que les monstres s'engendrent: « — pour y avoir trop ou trop peu de semence, de par la turbulence et perturbation du mouvement, ou pour ce qu'elle se divise en plusieurs parts, ou pour ce qu'elle penche ». Au xve et au xvie siècles on admettait ces mêmes idées de la semence trop peu abontante ou dégénérée; on y ajoutait l'étroitesse de la matrice, sa mauvaise disposition, l'existence d'une *môle* au temps de la conception, la présence du flux menstruel et quelques autres modifications tendant à troubler ou à rendre imparfait l'acte fécondateur. La débilité des parents, et enfin l'accouplement de deux êtres d'espèce différente, par exemple l'union d'un homme ou celle d'une femme avec un animal et l'opération du diable. Et encore la maladie du fœtus, l'influence de l'imagination et des impressions morales de la mère, c'est-à-dire qu'il y avait deux causes, les unes agissant au moment de la fécondation, les autres postérieures à celle-ci. C'est pourquoi les Grecs avaient l'habitude d'orner les Gynécées de gracieuses statues que les femmes devaient contempler.

Montaigne rapporte l'histoire d'une jeune fille présentée au roi de Bohême : « — Toute velue et hérissée, que sa mère disait d'avoir esté ainsi conçue à cause d'une image de sainct Jean-Baptiste pendue à son lict. »

Sterne a expliqué le caractère distrait de Tristram Shandy, par cette circonstance que, lorsqu'il fut engendré, sa mère interrompit l'auteur de ses jours par cette exclamation. « — Je crois, mon ami, que tu as oublié de remonter la pendule ! »

Ce fut en 1690 que Pierre Sylvain Régis, dans son système philosophique, émit l'idée que les germes des monstres peuvent bien avoir été produits à l'origine des deux choses avec ceux des êtres anormaux, la génération ne faisant, dit-il, *que les rendre plus propres à croître d'une manière plus sen-*

sible, c'est-à-dire l'hypothèse suivant laquelle les monstres seraient des germes originairement monstrueux. Cette théorie fut acceptée par un grand nombre de savants.

Isidore Geoffroy Saint-Hilaire ramenant la question à sa place réellement scientifique, démontre que l'origine des anomalies peut avoir sa raison dans les perturbations survenues après la conception, par exemple, une chute, un coup, une vive impression morale, peuvent venir troubler une grossesse jusque-là très régulière, et celle-ci, dès lors toujours difficile, maladive, extraordinaire, se termine à 7, 8 ou 9 mois par la naissance d'un monstre.

Il est à remarquer qu'il naît moins de monstres dans les classes aisées de la société que dans les classes les plus pauvres, où les femmes sont obligées de se livrer, lors même qu'elles sont enceintes, à de pénibles travaux, et de plus, où elles ont souvent à souffrir de mauvais traitements. Un fait très analogue, dit Geoffroy Saint-Hilaire, est la fréquence plus grande des grossesses monstrueuses parmi les femmes non mariées. Les inquiétudes, les chagrins, les tourments moraux de tout genre qui accompagnent et troublent si souvent les grossesses illégitimes, expliqueraient déjà suffisamment cette fréquence plus grande ; mais elle tient aussi en partie aux précautions dangereuses que les filles-mères prennent souvent pour dissimuler leur état, et même aux tentatives d'avortement auxquelles elles ont recours. Ce qui le prouve ce sont les expériences qui furent faites en 1820 par M. Geoffroy Saint-Hilaire père, qui parvint à créer à volonté des anomalies chez les oiseaux, en troublant de diverses manières leur développement pendant les premiers jours de l'incubation.

Il est au nombre des nombreuses causes de la formation des monstres, celle très fréquente de la maladie du fœtus et de ses adhérences au placenta.

Le Dr Beclard a signalé des cas très fréquents d'hydropisie du fœtus, causée par l'entortillement du cordon, et par suite de l'arrêt du cours du sang avec la mère.

Il se produit alors des troubles dans les centres nerveux, qui amènent la destruction de la moelle, empêchent le développement du cerveau, le crâne ne se forme même pas, comme aussi d'autres organes manqueront, selon que la destruction se portera plus ou moins bas.

Quant aux monstres jumeaux, ils seraient dus à la réunion de deux embryons, causée par la pression, ou par la conformation imparfaite ou par l'étroitesse de la matrice.

Geoffroy Saint-Hilaire fait remarquer que l'union des sujets composant les monstres jumeaux, ayant toujours lieu, non par des faces dissemblables, mais bien par les faces de même nom et entre organes analogues, dit : « — Nous savons par cela même, d'une manière positive, que si, dans l'œuf commun, le dos d'un embryon correspond à l'un des flancs ou au ventre de l'autre, il n'y aura point d'union ; que si, au contraire, ils sont opposés côte à côte, ou se regardent face à face, et en même temps sont dirigés dans le même sens, l'union sera possible... C'est une cause absolument générale de la réunion des individus composés, c'est la règle suprême de toutes les modifications organiques, qu'il n'est point cependant possible de définir. »

Quand il a été possible de connaître avec

exactitude les circonstances d'une grossesse
terminée par la naissance d'un monstre, on
a toujours su, d'une manière positive, que la
mère avait, ou reçu un coup violent sur
l'abdomen, ou exercé sur cette région une
compression prolongée, ou fait une chute
dont le contre-coup s'est fait ressentir sur
l'utérus.

Dans le petit nombre de cas où l'on n'a
pas constaté la violence extérieure, la mère
avait du moins éprouvé une révolution morale, dont l'effet immédiat avait été néces
sairement une vive et subite réaction sur les
viscères de l'abdomen, ou bien encore elle
avait été atteinte d'une grave maladie abdo-
minale, accompagnée de fièvre, de violentes
coliques et de délire. « — Une jeune femme
de 21 ans, brodeuse et vivant du travail de
ses mains, habitait, sous les yeux et la sur-
veillance sévère d'une sœur plus âgée

qu'elle, au dernier étage d'une maison peu-
plée de nombreux locataires. Un seul lit
recevait les deux sœurs. Néanmoins la plus
jeune forme une liaison, dont, au bout de
peu de mois, elle ne peut se dissimuler les
suites. En proie dès ce moment aux remords
les plus déchirants, aux idées les plus hor-
ribles, elle conçoit tour à tour la pensée du
suicide, puis celle de la destruction de son
enfant. Dans ce coupable espoir, elle a recours, mais sans succès, à l'usage fréquent
des bains de pieds. Elle imagine ensuite de
se faire un corset bardé de buscs épais et
nombreux, se l'applique étroitement sur le
ventre, et l'y maintient jusqu'au terme de sa
grossesse, décidée à tout, même à sa propre
mort et à celle de son enfant, pourvu qu'elle
épargne à sa sœur la douleur et la honte de
son déshonneur. Ce but de tous ses désirs
elle l'atteint, en effet, au prix de six mois de

douleur et d'anxiétés. Une absence de sa sœur lui permet d'aller passer en secret cinq jours chez une sage-femme, et elle peut, quelques heures avant le retour qu'elle redoutait, revenir dans sa mansarde sans son enfant, un monstre sans tête, mort au bout de peu d'instants. » (G. St-Hilaire.)

Une autre observation montrera les effets de la brutalité. « — Une jeune ouvrière habitant la Bretagne est séduite par un misérable qui bientôt s'établit chez elle, vivant à ses dépens et la maltraitant chaque jour. La douleur d'une telle position lui donne le courage de s'y soustraire ; elle réalise ce qu'elle possède et vient chercher asile à Paris ; mais son séducteur l'y suit, il parvient à découvrir son domicile et s'installe de nouveau chez elle, recommence le cours de ses exactions et de ses mauvais traitements et finit par la réduire au dernier degré de la douleur et de la misère. Furieux alors de n'en pouvoir plus rien obtenir, il redouble de cruautés, et, dans un de ces accès de violence dont elle était chaque jour la victime, il renverse, subitement et à dessein, une chaise sur laquelle elle allait s'asseoir. La malheureuse tombe brusquement sur les reins ; déjà souffrante antérieurement, elle se sent dès lors gravement blessée vers la matrice ; et, plusieurs mois après, elle donne naissance à un monstre horrible. »

L'influence des impressions morales et des passions de la mère sur les qualités de l'enfant a été diversement discutée de tout temps et parfaitement admise.

Dans la Genèse, on voit l'artificieux Jacob multiplier dans les troupeaux du Liban les agneaux variés de plusieurs couleurs, en plaçant sous les yeux des brebis en gestation des branches d'arbres à demi écorcées. On voit aussi Hippocrate attribuer à la vue du portrait d'un nègre la naissance d'un enfant noir au sein d'une femme blanche. Au XIII° et au XVII° siècles, les savants admettent ces faits ; ces opinions ne sont évidemment pas sincères, mais il est cependant certain que si dans les anomalies dont il est question il est des causes purement mécaniques, il en est d'autres qui ont leur première origine dans un trouble moral. Ceci a pu faire naître la croyance suivant laquelle la vue ou la pensée d'une femme enceinte, s'arrêtant quelque temps sur un objet qui lui inspire du dégoût ou de la crainte, ou encore, si elle désire cet objet, il pourra arriver que quelques détails de la conformation de l'enfant viennent à rappeler, ou à reproduire la forme, la couleur de ce même objet ou de quelques-unes de ses parties. De là cette règle populaire qui prescrit aux fem-

mes enceintes d'éviter la vue de tout objet
d'un aspect désagréable, et de satisfaire,
s'il est possible, tous les désirs ou, suivant
l'expression en usage, toutes les *envies* que
leur suggère leur imagination toujours si
active.

La plupart du temps les faits ne sont pas
probants. Ainsi une femme donne naissance
à un enfant mal conformé ; elle s'afflige et
tous s'étonnent ; chacun se demande et demande à la mère quelle circonstance, quel
désir, quelle crainte, quelle impression elle
a éprouvé pendant sa grossesse ; et bientôt parmi les innombrables souvenirs de circonstances antérieures, on en saisit un qui
semble offrir quelque rapport avec la conformation de l'enfant. Dès lors la cause
est déclarée connue. En ce cas, les résultats
sont en raison des données qui les ont produits, mais la réflexion d'un instant suffit

pour renverser cette explication conçue sous la double influence d'un préjugé et de vives impressions de douleur et d'étonnement.

Dans beaucoup de cas, la date seule de la cause présumée suffit pour exclure entièrement la possibilité de son action.

Witkowski dit avoir vu à Ermont, près de Paris, un enfant qui naquit avec un bec de lièvre et une oreille toute recoquillée. Sa mère attribuait ces difformités à la vive impression qu'elle ressentit, au quatrième mois de sa grossesse, à la vue d'un jeune lapin, dont un chat avait dévoré une oreille. Or le bec de lièvre ne peut se former que dans les trois premières semaines de la vie intra-utérine.

Ce qui prouve que l'imagination de la mère n'est pour rien dans la production des difformités fœtales et dans celle des taches de la peau, c'est que, d'une part, on observe des anomalies analogues chez les animaux, veaux à deux têtes, moutons à cinq pattes, becs de lièvre, et que, d'autre part, le nombre des enfants qui naissent avec des *envies*, ou des vices de conformation, est relativement très restreint par rapport à celui des femmes qui, pendant la grossesse, ont eu des peurs, des envies ou des regards.

En résumé, si une affection morale *brusque* et *violente* exerce sur le produit de la grossesse une influence notable, on n'a aucune raison de penser qu'il en soit de même d'une influence faible et seulement momentanée. Il est surtout contraire à toutes les données de la science et de la raison de croire qu'un objet vu, craint ou désiré par la mère, puisse venir, pour ainsi dire, se peindre sur le corps de l'enfant qu'elle porte dans son sein.

Enfin, si les désirs avaient une influence

certaine sur le produit de la conception, les femmes pourraient à leur gré engendrer des garçons ou des filles, et la laideur ainsi que la bêtise disparaîtraient de ce monde!

Les anomalies de la génération, au point de vue du croisement des races, ont fait le sujet d'études très précises et donné lieu à des considérations tellement complexes, que nous ne pouvons qu'en indiquer ici quelques-unes. C'est pourquoi nous ne parlerons que des métis de la race nègre et de la race blanche.

Il faut distinguer les mulâtres provenant d'un nègre et d'une femme blanche de ceux qui viennent d'une négresse et d'un blanc.

Les premiers, d'après Broca, sont peu vigoureux et peu vivaces. Serres prétend que dans le croisement les blanches sont ordinairement stériles, ce qu'il attribue à la disproportion des organes sexuels, cependant on connaît nombre d'exemples contraires.

Broca dit que le croisement inverse est à la première génération tout aussi fécond que celui qui s'opère entre individus de mêmes races. On sait également que mulâtres et mulâtresses de premier rang sont féconds dans leurs croisements de retour avec les deux races mères.

Les mulâtres et mulâtresses de prémier rang sont rarement féconds entre eux, certains observateurs disent même qu'ils ne le sont pas du tout.

Un fait curieux observé par le Dr Thibault démontre que la constitution physique du mulâtre est inférieure à celle du blanc et du noir et qu'il est moins apte que ceux-ci à la fécondation.

« — Un traitant portugais, Da Souza, habitant le Dahomey, avait acquis une très grande fortune par la traite des nègres, il laissa à sa mort une centaine d'enfants, issus des quatre cents femmes de son harem (1849).

Ces enfants furent parqués par le roi du Dahomey, hostile aux métis. Dans cette enceinte particulière ils ne purent s'unir qu'entre eux. En 1863 on comptait des enfants de la troisième génération. La couleur de leur peau revenait rapidement au noir foncé, tout en conservant quelques traits de l'Européen, leur ancêtre. Ils ne comptaient parmi eux aucun infirme et cependant ils étaient menacés d'une extinction prochaine. »

VI

HÉRÉDITÉ

PRODUCTION DES SEXES ET JUMEAUX

Influences des parents. — Superfétation
Superfécondation

La découverte de de Graaf relative aux œufs
qu'il avait examinés dans la trompe utérine,
permit d'établir ce qui revenait exactement
à chaque sexe dans la génération. En même
temps s'évanouissaient les hypothèses si aventurées, pour expliquer l'influence des parents sur le sexe et les caractères physiques
ou moraux des produits. D'où il résulte que
plus les conditions de nutrition et de développement sont abondantes, plus il y a de chances

pour la production d'organisme femelle. Geoffroy Saint-Hilaire a fait des expériences concluantes sur des femelles d'animaux. D'après Malaguti, il naîtrait plus de garçons dans les campagnes que dans les villes, par suite de la moindre nourriture des campagnards, et il rattacherait à la même cause l'excédent de garçons que l'on trouve en certains pays, comme en Russie.

L'influence de l'âge, de la vigueur relative et de certaines conditions particulières des parents, ont une influence marquée sur la procréation.

Ainsi l'on peut dire qu'en général l'influence exercée par le père et la mère sur le sexe du fœtus paraît être telle, que plus l'un des deux est âgé, plus il a tendance à produire son propre sexe. Le rapport entre l'âge du père et de la mère est ainsi un élément important. Donc le sexe masculin prédomine quand le père est plus âgé que la mère, le sexe féminin prédomine quand la mère est plus âgée que le père. Quand le père et la mère sont du même âge, les deux sexes tendent à s'équilibrer avec une légère prédominance du sexe féminin.

Lorsque la fécondation d'un second germe se produit au cours d'un grossesse, on dit qu'il y a *superfétation;* mais ce phénomène n'est pas admis.

D'après le Dr Robin, la plupart des cas de superconception peut se rapporter à l'un des quatre ordres de faits :

1° Grossesse double dans laquelle l'un des fœtus mort longtemps avant terme s'est conservé dans les membranes jusqu'à la naissance de celui qui avait continué à vivre.

2° Grossesse de jumeaux inégalement développés et nés à des termes différents.

3° Grossesse extra-utérine qui n'a pas empêché la gestation naturelle.

4° Cas d'utérus bicornes, c'est-à-dire partagés en deux cavités.

La double conception n'est possible que si les deux fécondations différentes s'effectuent le même jour, ou à un court intervalle, c'est ce qui constitue la *superfécondation*. C'est le cas rapporté par Buffon d'une femme de Charlestown, qui mit au monde en 1714 deux jumeaux de couleur différente, à la suite de rapports avec son domestique nègre, peu après la mort de son mari qui était blanc.

Chez les Romains on reconnaissait comme l'aîné celui des deux jumeaux qui venait au monde le dernier, parce que, disait-on, étant conçu le premier, il avait été refoulé au fond de la matrice lors de la conception du deuxième.

Chez nous, on considère comme aîné celui qui naît le premier.

Scientifiquement il n'y a pas lieu d'établir une différence d'âge entre les jumeaux, puisqu'ils sont conçus au même moment.

L'ACCOUCHEMENT

A TRAVERS LE MONDE

En Europe. — En Orient et Extrême-Orient. — Grèce. Arabie. — Égypte. — Perse. — Mongolie. — Chine. Japon. — Siam. — Annam. — Nubie. — Darfour. — Ouganda. — Ottentot. — Congo. — Louango. — Sénégal. — Indiens d'Amérique. — Californie. — Orénoque. — Philippines. — Australie. — Papouasie. — Taïti. — Nouvelle-Calédonie. — Sandwich. — Marquises, etc.

En Europe, comme chez la plupart des peuples civilisés, la femme accouche couchée sur le dos. Il y a cependant des exceptions, notamment en France dans certaines provinces.

En Alsace, on passe sous le siège de la femme en couche un sac rempli de son destiné à absorber les liquides et que l'on brûle ensuite.

Dans le Midi, on trouve beaucoup d'endroits où la femme se tient sur les genoux et sur les mains.

Dans certains cantons de Bretagne, elle accouche debout, les jambes écartées, les coudes appuyés sur le bord du lit.

Dans le Centre, elle s'agenouille devant une chaise; dans la campagne de Pithiviers, la femme prend cette position et accouche dans les cendres chaudes du foyer.

Au Morvan, la patiente se place entre deux chaises et enfante accroupie.

La position de la femme qui accouche en Angleterre n'est guère pratiquée que dans ce pays, elle se couche sur le côté et tourne le dos à l'opérateur, près du bord du lit, les jambes et les cuisses maintenues par un oreiller placé entre les genoux. En Irlande et en Ecosse, la femme se met sur les genoux, presque accroupie.

En Finlande, la patiente adopte les positions suivantes : elle se met sur les genoux et sur les mains, puis lorsque le travail devient trop pénible, elle se suspend par les mains à une barre de bois en imprimant à son corps des secousses répétées pour faciliter la sortie de l'enfant.

Dans l'Astrakan, la femme marche constamment au début, puis ensuite elle va s'asseoir sur le plancher, les bras appuyés sur deux chaises.

Flotter affirme qu'au Kamtchatka, les femmes accouchent à genoux devant les habitants du village, petits et grands.

Le Dr Zambaco dit que dans certaines provinces d'Orient la femme accouche debout, accrochée à une corde à nœud, qui pend du plafond. A Mossoul, par exemple, la femme en mal d'enfant est accroupie, et la sage-femme reste derrière elle pour recevoir l'enfant.

Dans son voyage en Grèce et en Turquie, le Dr Sonini dit avoir vu en Grèce le procédé suivant:

« — La sage-femme, fort âgée, arrive accompagnée d'une aide. Elle porte une espèce de trépied construit ainsi: deux pièces arrondies et un peu convexes en dehors, s'unissant en un anglé aigu, et supportant à leur jonction un plateau propre à s'asseoir; le tout est enveloppé et fort négligemment garni de vieux linges et supporté par trois pieds fort bas... La nature commence à agir, les douleurs se multiplient; on force la femme à se promener sans cesse dans la chambre; lorsque les douleurs arrivent, on

la fait pencher et se coucher au-devant de
son lit, et la sage-femme placée derrière elle
lui fait avec les deux mains des pressions sur
les flancs; alors la promenade recommence.
Enfin le moment critique arrive. On fait pla-
cer la femme sur le trépied; la sage-femme
se met devant et un peu plus bas; l'aide s'assied derrière sur un siège plus élevé et
l'étreint dans ses bras par le milieu du
corps... L'enfant ne tarde pas à paraître et
aussitôt qu'il est séparé de l'arrière-faix,
l'aide d'un bras vigoureux soulève l'accou-
chée à plusieurs reprises et perpendiculai-
rement au-dessus du trépied sur lequel elle
la laisse retomber avec beaucoup de rudesse.
Ce procédé violent, d'un usage général, est
un moyen que les femmes grecques jugent
indispensable pour compléter l'accouchement! »

La femme arabe accouche d'ordinaire accroupie ou étendue sur une natte. D'autres fois elle se place sur deux pierres plates et pendant les douleurs se soulève à l'aide d'une corde attachée au piquet central de la tente, la sage-femme reçoit l'enfant sur un tamis. Le mari soutient sa femme si les douleurs persistent trop, et lui imprime des secousses violentes.

Le Dr Bertherand d'Alger signale les pratiques bizarres des matrones au moment de l'expulsion du fœtus. « — Les unes ne voyant dans le produit de la conception qu'une masse inerte, qui tarde toujours à quitter la cavité utérine, suspendent la femme par les bras à l'un des bâtons de la tente et lui étreignent la taille avec des haïks, de manière à forcer le fœtus, quelle que soit sa position, à s'engager dans le détroit inférieur, d'autres massent fortement le ventre de haut en bas pour solliciter la contraction et la prompte sortie de l'enfant. Ici on place un large plateau de bois sur la région ombilicale de la mère, et les femmes montent dessus, afin d'exercer une pression suffisante pour déterminer l'expusion. Là ce sont des petits moulins portatifs pour moudre l'orge, sortes de deux grosses rondelles en grès, que l'on place dans le même but sur le ventre de la malheureuse. La présentation est-elle mauvaise ? La mère est soulevée par les pieds ou bien roulée à terre dans tous les sens. »

Le Dr Leclercq dit qu'en Kabilie les matrones pressent de la tête le ventre de la patiente et lui serrent fortement la taille avec les mains.

En Nubie, la femme accouche sur un siège, mais comme il y a eu pratique d'infibulation au jeune âge, on est obligé d'inciser fortement la vulve pour permettre le passage de l'enfant. Cette infibulation se fait ordinairement chez les filles à l'âge de 8 à 9 ans; après l'excision des petites lèvres et du clitoris, l'ouverture de la vulve est cousue, de façon à ne laisser qu'un petit passage pour les règles ; lors du mariage, l'époux pratique la section, afin de pouvoir posséder sa femme, mais l'ouverture n'est pas suffisante lors de l'accouchement et les parties ne se dilatent pas par suite du tissu cicatriciel.

Dans l'Egypte comme en Syrie, les sages-femmes possèdent toutes des chaises spéciales pour les accouchements.

D'après le Dr Polak, médecin à la cour de Perse, la femme s'agenouille entre deux tas de briques ; si le travail est pénible, elle prend la posture de la défécation et la matrone s'assied sur les épaules de la patiente, ou lui applique les genoux au niveau des reins.

Les femmes tartares sont roulées à terre comme un tonneau. Les Mongoles accouchent sur les genoux et les mains ; si le travail tarde trop, on secoue fortement la patiente la tête en bas.

Le Dr Krebel raconte que chez les Mongols Kalmouks. « — les femmes s'accroupissent sur les talons, au milieu de la tente, en se soutenant des mains à une perche verticale. Pendant ce temps, une aide placée à proximité, les surveille, mais cette femme est souvent remplacée par un vigoureux jeune homme, que le mari nourrit gratuitement et héberge dans sa tente pendant le temps nécessaire, en échange du service qu'il est appelé à rendre. Dès le début des douleurs, il s'assied à terre, prend la femme sur ses genoux et lui frotte l'abdomen du haut en bas. Si la couche devient laborieuse, une femme monte sur les épaules de la patiente pour lui imprimer des secousses vigoureuses. »

En Chine, on fait marcher les femmes au début, puis elles se mettent à genoux, pliées et écartées, les mains placées sur les cuisses. Il en est de même au Japon, une femme les soutient et leur masse le ventre.

Dans le Siam, quand la délivrance tarde trop, l'une des aides soutenue par l'autre monte sur le ventre de la patiente et la piétine énergiquement ; si le moyen ne réussit pas, on suspend la femme à l'aide d'une corde passée sous les bras et un assistant entourant sa taille se presse sur elle de tout son poids.

Le Dr Mondière raconte un accouchement en Annam. « — Aussitôt les douleurs, la sage-femme commence par frictionner doucement de la main le ventre de la femme, dont les pieds posent d'aplomb sur le lit, les jambes relevées à angle droit, les cuisses légèrement fléchies sur l'abdomen... La poche des eaux se rompt, les contractions utérines se succèdent plus ou moins rapides, mais le périnée ne se distend pas. Pendant ce temps la sage-femme promène un de ses index circulairement à l'orifice de la vulve, en mesure et en modulant d'une façon continue le mot : Kan ! Kan ! (Efforcez-vous) qu'elle adresse à la femme. Dès qu'elle a senti que la tête a franchi le col, qu'elle est venue toucher de l'extrémité de son indicateur, la matrone se place alors en sens opposé de la femme, mais dans la même position qu'elle, assise sur son derrière ; au moment où elle entrevoit la tête à la vulve, elle abaisse la fourchette très fortement avec ses deux index, en même temps qu'avec les deux *gros orteils* elle écarte à droite et à gauche les grandes et petites lèvres ; sitôt que la demi-circonférence du crâne est à la vulve, la sage-femme glisse ses deux mains entre les parois du vagin et la tête, saisit celle-ci, et l'attire violemment au dehors. »

Le Dr Felkin nous fournit ses observations sur les peuplades de l'Afrique :

« Dans le Darfour, la femme, aussitôt le travail commencé, marche des heures entières, pendant ce temps des amies vont planter en terre deux pieux et établir un lit de sable sur lequel elle s'étend, et prenant avec les pieds un point d'appui sur les deux pieux, pendant qu'avec les bras elle serre ses genoux, elle redouble ses efforts, aidée par une autre femme qui lui soutient le dos. »

« Sur les bords du Nil, en Kernie, on creuse un trou dans lequel on allume du feu au-dessus dans un chaudron, on met à bouillir des herbes ; la femme s'accroupit de telle façon que la vapeur puisse humecter et adoucir les passages. »

« Dans l'Ounyoro, la plupart des femmes accouchent accroupies et tournent autour d'un pieu enfoncé en terre, jusqu'au commencement des douleurs ; à ce moment elles font un effort sur le pieu, et si le placenta ne descend pas, la pratique invariable est de pétrir et de tamponner le ventre avec un bâton dont une extrémité repose sur le sol et l'autre sur l'abdomen. Puis la femme se portant alternativement en avant et en arrière, exerce une pression rythmée sur le fond de l'utérus. »

Dans le royaume de l'Ouganda, la femme repose sur un lit spécial, elle accouche dans la position en usage en Europe.

Les Henttentotes accouchent à terre sur une natte. Au Sénégal, le Dr Hébert dit que la négresse prend dans le travail une position accroupie. Si l'accouchement est laborieux, une aide s'assied sur le ventre.

Au Congo, la femme enfante sur le ventre ; au Loango, dans le travail difficile, la femme s'étend sur le ventre et une aide monte sur son dos qu'elle piétine avec force. Si ce procédé échoue, on la prend par les quatre membres et on pose sa tête sur les genoux d'une femme accroupie qui lui bâillonne énergiquement la bouche et le nez, cela pour que la patiente fasse des efforts pour respirer et qu'elle se débatte, ce qui active l'expulsion.

Aux Etats-Unis, on se sert de chaises renversées pour y coucher la femme ; toutefois la position sur le dos est plus généralement adoptée.

Chez les Indiens, les femmes s'accroupissent au-devant d'un poteau et tirent sur une lanière, afin d'activer le travail. Les Pownes s'accroupissent aussi, le dos tourné sur celui d'une compagne, l'accoucheur se tient devant une courge d'une main, et qu'il frappe sur le sol pour faire du bruit, de l'autre main il tient une pipe dont il refoule la fumée sur les parties de la femme.

Le Dr Forwood nous instruit sur la façon que pratiquent les Comanches : « — On construit une haie circulaire avec des branches d'arbres fichées dans le sol, et on ménage une entrée en face de laquelle on plante des piquets espacés de plusieurs mètres. Le sol de l'enclos est recouvert de gazon et de plantes aromatiques; on y creuse deux trous rectangulaires peu profonds, et à l'une des extrémités de chacun d'eux on plante un piquet analogue à ceux qui existent au dehors. L'un des trous contient une pierre chauffée et l'autre du terreau destiné à absorber le sang et les liquides. A chaque douleur, la femme s'agenouille vers le piquet extérieur qui est à sa portée, le saisit fortement et est soutenue par une aide qui lui imprime des secousses latérales violentes ; de temps en temps la femme entre dans l'enclos et se place sur l'un ou l'autre trou, toujours se prenant au piquet voisin. Elle accouche enfin sur le trou rempli de terre remuée. »

En Californie, d'après King, la femme s'asseoit sur un escabeau, se pend par les mains à une corde fixée au plafond et des aides tirent, à chaque douleur, sur les extrémités d'une large ceinture de toile qui entoure la taille.

D'après le Dr Crevaux, les femmes de l'Orénoque accouchent dans un hamac, au-dessous duquel on place un gros caillou rougi au feu, et que l'on arrose d'eau. Chez les Indiens de l'Ouest, quand la couche est laborieuse, on place la femme dans une cou-

verture et quatre hommes vigoureux se-
couent violemment la patiente.

Aux Philippines, on place des pierres
chaudes sur le ventre de la femme en pres-
sant de toutes ses forces au moment des
douleurs.

A Java, d'après Hankarb, l'usage du mas-
sage sur le ventre est général.

Les Australiennes, les Papouines, les Ca-
naques et les femmes de Sandwich, accouchent tantôt assises, tantôt à quatre pattes.

A Taïti, les femmes sont assises sur une
natte le dos appuyé contre la poitrine de
leur mari qui entoure de ses bras la partie supérieure de l'abdomen et exerce sur
cette région de violentes pressions au moment des douleurs. Les mêmes usages existent aux Iles Marquises, aux Wallis et Toua-
motou.

De tout cela, il ressort que chez les peu-

ples primitifs l'accouchement se fait le plus
généralement dans la position accroupie, ou
assise, et que dès le début la femme conserve
la position verticale. Il est fort probable que
si les femmes de ces pays avaient des lits à
leur disposition, comme en Europe, elles
choisiraient instinctivement la position horizontale, comme étant la moins fatigante.

Quoi qu'il en soit, on ne peut nier que la
posture sur les genoux et sur les coudes,
que l'on observe chez beaucoup de pleuples,
soit une des plus rationnelles, et elle pour-
rait soutenir la comparaison sans désavan-
tage avec celle horizontale.

VIII

GÉANTS ET NAINS

Caractères physiques. — Types divers. — Exemples

Les causes auxquelles ont peut attribuer le développement excessif de la taille, comme le nainisme du reste, sont peu connues et celles qu'on a tenté de faire valoir ne peuvent compter que comme hypothèses; nous ne ferons donc que signaler les effets sans parler des causes et nous nous contenterons de montrer quelques exemples curieux de ces anomalies de la génération.

Les géants sont tous ou presque tous d'une complexion excessivement délicate, d'un

tempérament lymphatique et d'une intelligence très bornée, quand elle n'est pas tout
à fait nulle. Leur taille est souvent dispro-
portionnée, et la plupart meurent jeunes.

Isidore Geoffroy Saint-Hilaire a fait les
remarques suivantes : « Ils sont sans activité,
sans énergie, lents dans leurs mouvements,
fuyant le travail, fatigués presque aussitôt
qu'occupés ; en un mot faibles de corps aussi
bien que d'esprit. »

Le Dr Changeux, dans le *Journal de Physique* de 1778, rapporte l'observation suivante :
« A Vienne, où l'on avait réuni des nains et
des géants pour l'amusement de la Cour
impériale, les premiers, loin de céder et de
se soumettre à leurs compagnons, ne crai-
gnaient pas de les provoquer par des moque-
ries et des insultes, et de commencer ainsi
des disputes dont l'issue semblait devoir être
si redoutable pour eux. La querelle s'anima

même un jour entre un géant et un nain, au
point que des injures on en vint aux mains,
et, nouveau David, ce fut le nain qui triom-
pha de cet autre Goliath. »

Selon le rapport de Watkinson, le célèbre
évêque de Berkeley voulut essayer s'il ne
serait pas possible, en élevant un jeune enfant suivant certains principes hygiéniques,
de le faire parvenir à une taille gigantesque,
et il tenta cette expérience aux dépens d'un
pauvre enfant orphelin nommé Mac Grath.
L'expérience réussit complètement — pour le
philosophe — car le pauvre Mac Gráth,
accablé au sortir de l'enfance de toutes les
infirmités de la vieillesse, mourut à 20 ans.
Il avait 7 pieds à 16 ans et parvint à 7 pieds
8 pouces anglais (2 mètres 328). On ne sait
rien de positif sur la méthode employée par
Berkeley, qui mourut avant son géant; on

croit qu'il employa surtout une nourriture et une boisson mucilagineuses.

Sans nous occuper des géants plus ou moins fantaisistes de l'antiquité, ni de ceux du moyen âge, nous trouverons des exemples plus près de nous de ces phénomènes.

A la fin de 1815 on présenta à l'empereur de Russie et au roi de Prusse, alors à Londres, le géant Toller, qui mourut en 1818 âgé de 24 ans et qui mesurait 8 pieds 6 pouces (2 m. 582). Il avait deux sœurs qui toutes deux étaient également d'une taille gigantesque.

Joachim Eleiceigni, géant espagnol, haut de 2 m. 307, fut montré à la salle Montesquieu en 1845.

Joseph Brice fut présenté aux Tuileries en 1862, il avait 2 m. 201.

En 1882, on voyait à Londres la belle Marion qui avait 2 m. 45. Et depuis lors, dans les foires, dans les cirques ou ailleurs, des imprésarios montrent à la curiosité publique des êtres de taille démesurée, mais ils sont loin de présenter un intérêt aussi marqué que les nains, comme on va le voir.

Cette dénomination de nains est donnée aux individus dont la taille est de beaucoup inférieure à la moyenne de leur espèce, mais seulement quand cette exiguité de la taille porte sur l'ensemble de l'organisme et dépend de la diminution de toutes les parties du corps, à un arrêt de développement.

Selon Edouard Garnier, on doit diviser les nains en deux classes : 1° ceux qui se font remarquer par l'exiguité de leur taille en venant au monde et restent petits toute leur vie, c'est-à-dire ceux qui naissent nains et restent nains pendant leur enfance et sont encore nains à l'âge adulte; 2° les individus nés dans les conditions normales, subissant à un certain âge un arrêt de développement et restant dès lors toujours ainsi.

Les premiers, nés nains, sont souvent bien proportionnés dans leur petitesse, ce sont généralement des miniatures de l'espèce humaine. Ils sont relativement peu intelligents mais très gais, très remuants, ils restent enfants toute leur vie, et leurs facultés intellectuelles commencent à baisser en même temps que leurs forces vitales s'affaiblissent.

Les deuxièmes qui, bien nés, ont subi un arrêt de développement un peu plus tard, ont généralement la tête grosse, le buste et les bras longs, les jambes courtes et souvent arquées, ils sont ordinairement laids. Ces êtres ressemblent sous le rapport de l'intelligence à la moyenne des autres hommes et chez beaucoup même les facultés spéciales se sont développées à un haut degré.

Il existe au Musée de la Faculté de médecine de Paris une statuette en cire d'un nain célèbre, au sujet duquel Morand de l'Académie des sciences fit un mémoire. Ce nain, surnommé Bébé, est le type complet de la première catégorie.

« Nicolas Ferry ou Bébé, est né le 13 novembre 1741 à Plaisne (Vosges), il était long en naissant d'environ 8 à 9 pouces (0 m. 21 à 0 m. 23) et pesait 12 onces (384 grammes). Le 25 juillet le Dr Kast, médecin de la reine de Pologne, le mena à la Cour, il avait à cette époque 22 pouces et pesait, tout nu, 9 livres 7 onces. Il est d'une vivacité extraordinaire et ne reste pas un moment en repos; il ne craint rien et ne se laisse pas détourner de son objet, quelque frivole qu'il paraisse, le reste lui est indifférent, son rire est très gracieux, mais il ne rit pas souvent. »

La deuxième observation qui suivit l'envoi de la figurine à l'Académie des sciences fut lue par Morand, il y était dit « ... Nicolas Ferry était si délicat au moment de sa naissance qu'on le porta à l'église sur une assiette garnie de filasse et un sabot rembourré lui servit de berceau, jamais il ne put téter sa mère, sa bouche était trop petite... Dès l'âge de 18 mois il commença à parler, à 2 ans il marchait presque sans soutien et ce fut alors qu'on lui fit ses premiers souliers qui avaient 18 lignes de long (0 m. 042). Mme la princesse de Talmond essaya de lui donner quelque instruction, mais malgré tout son esprit elle ne put développer celui de Bébé. Il en résulta seulement qu'il s'attacha à la princesse au point d'en devenir très jaloux. Un jour voyant cette dame embrasser une petite chienne devant lui, il l'arracha de ses mains avec fureur et la jeta par la fenêtre en disant: « Pourquoi l'aimez-vous plus que moi. »

Jusqu'à l'âge de 15 ans, Bébé conserva ses proportions bien établies, mais la puberté troubla cette harmonie, ses forces s'épuisèrent, la colonne vertébrale se courba, la tête se pencha, ses jambes s'affaiblirent; Bébé perdit sa gaîté et devint valétudinaire; il grandit un peu cependant et mourut le 9 juin 1764 âgé de 23 ans, il avait alors 33 pouces (0 m. 891). Son squelette est au Muséum d'histoire naturelle à Paris.

Borwflaski fut un autre nain plus célèbre encore, il naquit en 1739 en Pologne russe. Il avait en naissant 8 pouces (0 m. 221), à l'âge de un an il avait 14 pouces (0 m. 389), à 6 ans, 16 pouces (0 m. 445); il vécut quelque temps à la Cour du roi Stanislas en compagnie de Bébé. Le comte de Trenan envoya à l'Académie des sciences le rapport suivant sur ce nain singulier: « M. Borwflaski, gentilhomme polonais, est arrivé à Lunéville à la suite de Mme la comtesse Humiecska. Ce jeune gentilhomme est regardé comme l'être le plus singulier qui soit dans la nature. Il a 21 ans, sa hauteur est de 28 pouces (0 m. 775), il est parfaitement bien formé de taille, nulle partie monstrueuse ne le défigure. Il jouit d'une bonne santé, il danse avec justesse, il est adroit et léger... Il parle très sensément de tout ce qu'il a vu, sa mémoire est très bonne, son jugement fort sain, son cœur est sensible et capable de reconnaissance et d'attachement, il n'a jamais montré de colère, ni de méchanceté. » Ce nain se maria avec Isoline Rabuston, demoiselle de compagnie de la comtesse Humiecska.

On peut encore citer Babet Schrier, né en Allemagne en 1810 et qui avait en naissant

0 m. 166 seulement, il pesait à peine 1 livre et demie. Ce nain fut — d'après un savant — une belle miniature humaine.

En 1881, le Dr Larrey présenta à l'Académie des sciences Edouard P... dont la taille ne dépassait pas 0 m. 93 de hauteur. Ce petit homme, né à Angoulême en 1867, était parfaitement bien constitué, son nez seul présentait une disproportion remarquable.

Il est à remarquer que les nains de naissance vieillissent jeunes et meurent vite et que la durée de leur vie est proportionnée à la petitesse de leur taille.

Au contraire, chez les individus qui deviennent nains accidentellement, les exemples de longévité ne sont pas rares; quelques-uns même ont vécu plus d'un siècle.

Thérèse Souvary, qui fut montrée dans un théâtre en 1819, avait 73 ans, elle mesurait exactement 32 pouces (0 m. 864). Elle était

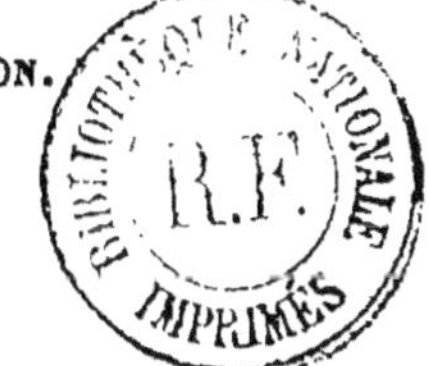

accompagnée de sa sœur Barbe, plus âgée de deux ans et dont la taille était de 39 pouces (1 m. 053) ; malgré leur âge, ces deux petites femmes, d'une figure assez agréable, étaient remplies de gaîté et de vivacité.

Des souverains ont parfois essayé de marier des nains entre eux pour divers motifs ; mais si la tentative n'a pas donné le résultat attendu, c'est-à-dire des produits, il ne s'ensuit pas que ces unions doivent être considérées comme stériles.

Wybrand Lolkes, un nain anglais, avait épousé une femme ordinaire dont il eut trois enfants qui furent tous de taille moyenne.

Le peintre Gibson avait épousé une naine de même taille que lui, il eut neuf enfants dont cinq arrivèrent à l'âge d'homme et furent de taille ordinaire.

Robert et Judith Kinner, mariés à Londres,

eurent quatorze enfants, tous bien faits et de bonne santé.

En 1883, Louise Bichot mourait aux Sables-d'Olonne : « Elle était mariée, disaient les journaux d'alors, au sieur Callias depuis trois ans, sa taille ne dépassait pas 0 m. 80. Cette petite femme avait un tempérament de feu, elle eut une couche très difficile où elle dut subir une terrible opération; ce qui ne l'empêcha pas, par la suite, d'avoir plusieurs enfants. Elle avait avec son mari de fréquentes disputes. On dit même que pour avoir raison de ce dernier, quand tous les deux étaient ivres, elle montait sur une chaise, et croyez bien que ce n'était pas le mari qui avait le dessus. Les sabots de la naine voltigeaient et le mari était obligé de s'éclipser pour ne pas être écharpé. »

En résumé, si les nains de la première catégorie se distinguent seulement du reste les autres hommes, diffèrent de ceux-ci sous beaucoup de rapports, ceux de la deuxième catégorie, se distinguent seulement du reste de l'espèce humaine par la diminution du volume; leur caractère et leurs aptitudes étant identiques.

IX

ENFANTS EXTRAORDINAIRES

Cas bizarres. — Un enfant pubère à douze mois.
Observations

Les exemples d'enfants extraordinaires
par leur conformation en venant au monde,
ou par les phénomènes qu'ils présentent
après leur naissance, nous ont été transmis
par Pline l'Ancien; nous ne voulons pas parler ici des monstres, mais bien de ces cas bizarres entre tous par leurs anomalies des
fonctions.

C'est ainsi qu'il est parlé dans l'histoire
d'un enfant qu'eut Euthémènes, à Salamis,

qui atteignit trois coudées ou quatre pieds et demi en trois ans. « Pendant ce temps d'accroissement considérable, sa voix acquit une gravité qui n'est que le partage de la puberté, et au bout de trois ans, il mourut subitement d'une crampe générale. »

Craterus parle aussi d'un individu qui fut enfant, jeune homme mûr, fut marié et eut des enfants, le tout dans l'espace de sept ans.

Le Dr Mead, en 1747, présenta à la Société royale de médecine l'histoire d'un enfant né à Willingham près Cambridge qui était, non seulement remarquable sous le rapport de sa masse et de sa hauteur, mais encore par le développement de la puberté, dont on commença à s'apercevoir à l'âge de un an. Il n'existait néanmoins aucune évidence du parfait développement des organes de la génération. On a seulement décrit leur conformation externe sans aucun égard à l'état de leus fonctions. Le Dr Heberder, qui l'examina après sa mort, dit que « il avait l'apparence d'un homme vénérable par sa vieillesse ».

Voici une observation typique de ce phénomène ; elle figure au tome Ier des *Transactions médico chirurgicales* de Londres et est due au Dr White, chirurgien de l'hôpital de Westminster :

« Philippe Howorth, naquit à Québec-Maws, place Porteman, le 21 janvier 1806. Ses parents d'un moyen âge étaient d'une classe obscure, mais laborieuse; son père était cocher au service d'un bourgeois et sa mère occupée à élever et à nourrir dix enfants, dont Philippe était le neuvième. Le père était robuste et musculeux et la mère assez délicate, quoique d'un moyen embonpoint ; tous les autres enfants étaient d'une stature et d'une apparence ordinaires.

Rien ne se présenta qui fut digne de remarque pendant le temps de la grossesse,
qui d'ailleurs parcourut sa période accou-
tumée; mais au moment de sa naissance, la
tête de cet enfant était couverte d'une grande
quantité de cheveux, d'une longueur considérable; les sutures du crâne étaient réunies,
ne laissant apercevoir aucun vestige de fon-
tanelles, et il n'avait à cette époque que
l'apparence d'un enfant gros et bien portant.
A sept mois, parurent les deux dents inci-
sives de la mâchoire inférieure ; et peu de
mois après, il possédait 20 dents. L'ordre
régulier de la dentition paraît avoir été
interverti, car après l'apparition de deux in-
cisives, toutes les autres percèrent la gen-
cive en même temps, sans être accompa-
pagnées d'aucune inflammation. Pendant sa
première année, il fut toujours bien portant
et à douze mois il pouvait marcher seul.

A cette époque ses cheveux d'une longueur considérable pendaient en boucles sur son cou.

Bientôt après, à un an révolu, une altération subite se fit remarquer ; sa santé, sa beauté, ses grâces enfantines, éprouvèrent rapidement un changement; ses traits perdirent leurs formes arrondies, ils devinrent longs, pâles et extraordinairement laids, comme s'il existait chez lui quelque altération morbifique

A cette époque, la nature fit soudain un saut vers la puberté, on observa que le pénis et les testicules augmentaient de volume et qu'un petit nombre de poils noirs bouclés ombrageaient le pubis. Une altération remarquable se manifesta aussi dans le timbre de la voix, ses cris devinrent plus rauques et plus entrecoupés.

Les changements organiques particuliers,

qui se manifestent à la fin de la première année, continuent à augmenter rapidement; et
lorsque l'organisation qui se développe à l'époque de la puberté fut devenue plus complète,
les signes du retour à la santé devinrent très
apparents; ses traits commencèrent à prendre un caractère bien différent de l'enfance
et l'accroissement rapide et successif du
corps fut un sujet d'étonnement pour tous;
il avait deux ans et demi.

Les diverses parties du corps présentent
alors les caractères fortement exprimés de
la virilité. Ses traits étaient larges, sa tête
petite mais bien formée, ses yeux bleus, ses
cheveux bruns et épais, ses sourcils forts et
en général la teinte de sa peau brune. Les
muscles en général parfaitement prononcés,
la poitrine large et charnue. La voix était
ample et ressemblait à celle d'un jeune
homme de seize ans. Le menton était sans

barbe, mais de petits points noirs se remarquaient sous la peau, comme on l'observe chez les jeunes gens avant la naissance de la barbe. Le bout des seins est proéminant, et l'auréole bien prononcée et circulaire présentant une petite quantité de poils. L'aisselle est sans poils, mais la sécrétion qui s'y rencontre a l'odeur particulière qui caractérise celle de l'adulte.

Le pubis et le scrotum sont couverts de poils noirs bouclés, le pénis et les testicules sont aussi gros que je les ai vus chez quelques adultes ; le corps spongieux de l'urèthre est plus gros que le corps caverneux, ce qui donne au membre une courbure considérable quand il est en érection. Les testicules sont fermes et parfaitement conformés et l'on sent distinctement le cordon des vaisseaux spermatiques ; le prépuce peut facilement être amené en arrière du gland.

En août 1808, la hauteur de cet enfant était de 3 pieds 2 pouces, son poids, 47 livres. En 1809, sa hauteur était de 3 pieds, 4 pouces, son poids 51 livres un quart. Le pénis en érection avait 4 pouces et demi de longueur.

On doit naturellement regarder comme une chose impossible l'existence d'une santé parfaite avec cet accroissement aussi extraordinaire ; cependant, chez ce sujet, la santé ne présente aucune altération, son intelligence paraît aussi développée que celle d'un enfant de six ans. Son caractère est doux et endurant, mais lorsqu'on est parvenu à exciter sa colère, il fronce les sourcils et lève le poing.

Le Dr White pense que les changements qui ont eu lieu chez cet enfant ont eu leur origine dans la matrice, le développement des organes génitaux et des autres organes ayant eu, malgré leur rapidité, une régularité remarquable.

« D'après l'état parfait des parties dont l'intégrité est essentielle à l'entretien de la santé, on peut espérer voir ce sujet atteindre à un âge avancé. »

Une observation analogue a été rapportée à peu près à la même époque devant l'assemblée de l'Ecole de médecine de Paris ; on en trouve les détails dans le *Bulletin de l'Ecole.*

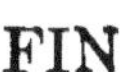

FIN

TABLE ANALYTIQUE

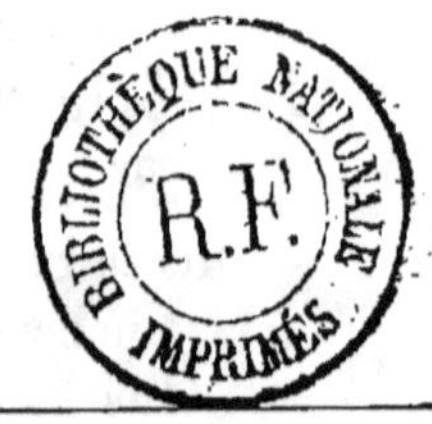

IMPRIMERIE CH. LÉPICE, MAISONS-LAFFITTE.

NOUVELLE LIBRAIRIE MÉDICALE

39, *rue de Trévise, à Paris*

Collection à 1 franc le volume

N° 3

L'ONANISME CHEZ L'HOMME

Historique. — Les causes. — L'onanisme solitaire. — L'onanisme en commun. — Manualisation. — Onanisme bucal. — Caractère des masturbateurs. — Influence de l'onanisme sur les facultés intellectuelles. — Ses effets sur le système nerveux — Maladies engendrées par l'onanisme. — Amaigrissement, névralgies, palpitations, apoplexie, paralysie, satyriasis, pertes séminales, impuissance, stérilité, perte de la vue et de l'ouïe. — Abrutissement général.

N° 4

La Masturbation chez la Femme

Le saphisme. — Le clitorisme — La masturbation par des corps étrangers, par frottements. — Les ménages de thribades. — Leur jalousie. — Le dégoût de l'homme, la prostitution et les thribades. — Lettres de thribades. — Les maisons clandestines d'amour Lesbien. — Les thribades intermittentes. — Les désordres de la masturbation. — Fureur utérine. — Leucorrhée. — Métrite, stérilité, affections nerveuses, troubles de l'intelligence. — Déformation des organes féminins. — Sodomie chez la femme. — Le saphisme bestial.

N° 9

Impuissance et Stérilité

L'impuissance chez l'homme, par défauts de désirs, par dégoût, par défaut d'érection complète, par défaut de conformation. — Stérilité par défaut d'éjaculation, par absence de sparmatozoïdes. — Impuissance chez la femme par vaginisme, par vice de conformation. — Stérilité occasionnelle et momentanée, absence de règles par maladies.

N° 10

L'HERMAPHRODISME

Définition et variétés. — Historique. — Les neufs sortes d'hermaphrodisme. — Malformation masculine et féminine. — Exemples. — Formation des hermaphrodites. — Les hermaphrodites devant la loi. — Mariage. — Erreur de personne. — L'état-civil des hermaphrodites. — Erreur de déclaration. — Les cas célèbres. — L'appétit sexuel chez les hermaphrodites. — L'infantilisme. — Arrêt de développement. — Le féminisme. — L'homme-femme. — La femme-homme. — Les Gynécomastes ou hommes à mamelle avec sécrétion lactée. — Types de Gynécomastes. — Arrêt du développement des testicules. — Exemples.

N° 13

L'HYSTÉRIE

Son histoire. — Les hommes hystériques. — Caractère de l'hystérie, sa fréquence et ses causes. — Ses degrés. — Ses accès, débuts et durée. — Observations. — La folie hystérique, définition et caractère. — La Salpétrière. — Cas célèbres.

N° 14

L'Hypnotisme

Son histoire. — Les magnétiseurs. — Le somnambulisme. — Les hystériques et l'hypnotisme. — Sujets hypnotisables. — Procédés employés pour produire la léthargie, la catalepsie et la contracture. — Curieux exemples de ces divers états. — La suggestion, l'hypnotisé assassin, son réveil. — Oubli complet de l'acte. — Obéissance passive. — L'hallucination. — Curieuses observations.

NOUVELLE LIBRAIRIE MÉDICALE

39, *rue de Trévise, à Paris*

Collection à 1 franc le volume

N° 15

La Folie Érotique

L'Erotomanie. — Définition. — Fièvre érotique. — Manie. — Extase amoureuse et ravissement. — L'érotomanie chez les anciens. — Ses causes. — Le satyriasis. — Excitations morbides. — Effets des cantharides. — La nymphomanie. — Causes. — Ses degrés. — Manie furieuse. — Insensibilité. — Scènes obcènes. — Amour charnel d'une mère pour son fils. — Manie mystique. — Exemples remarquables. — Priapisme. — Erections incoercibles, causes et effets. — Folie érotique périodique. — Exemple d'exaltation sexuelle. — Démence sénile. — Excès vénériens. — Chronicité des maladies nées des abus. — Pertes séminales. — Troubles singuliers à la suite de coït. — Ivresse érotique. — Influence sur les sentiments.

N° 16

LA PROSTITUTION

Précis historique. — Les 22 classes de courtisanes de la Grèce, la débauche romaine. — La prostitution au moyen-âge. — Les maquerelles. — Les filles au Châtelet. — Exactions de la police. — La prostitution moderne. — Les instructions de la police. — Cartes des filles. — Leurs obligations et leurs défenses. — La prostitution clandestine. — Types et procédés de ces filles. — La retape. — Les maisons de passes et de rendez-vous. — Le rôle de l'homme. — Le recrutement des filles de joie. — Le proxénétisme — Courtage. — Les causes de prostitution. — Caractères des filles de joie. — Obstacles à leur libération. — Sentiments religieux et charité. — La maternité. — Etrange pudeur. — Les souffrances.

NOUVELLE LIBRAIRIE MEDICALE

39, *rue de Trévise, à Paris*

Collection à 1 franc le volume

N° 19

LES MORPHINOMANES

Les Fumeurs d'Opium

La morphine. — Ses effets. — Causes de la morphinomanie. — Habitude acquise. — Souffrances. — Délices et voluptés. — Exaltation et dépression vitales. — Désordres du système nerveux. — Les hystériques et la morphinomanie. — Désordres intellectuels. — L'appareil sexuel. — L'opium en Orient. — Mangeurs et fumeurs d'opium. — Mangeurs d'opium en France. — L'opium des fumeurs. — Sa préparation. — La pipe et la manière de s'en servir. — Effets de l'opium sur l'homme et les animaux. — Sommeil, rêves. — Ravages de l'opium.

N° 20

Le Mariage et son Hygiène

Du mariage au point de vue sexuel. — Puberté et nubilité. — Danger de la précocité. — L'âge de la fécondité. — Mariages consanguins et le résultat de la conception. — L'amour physique dans le mariage. — Première nuit de noce. — Le vaginisme. — Les fins du mariage. — Les fraudes conjugales. — Variétés. — Leurs dangers. — Exemples. — L'hygiène des sexes. — Le coït dans la grossesse. — Possibilité d'avortement. — Le coït dans l'âge critique. — Hygiène de l'âge critique.

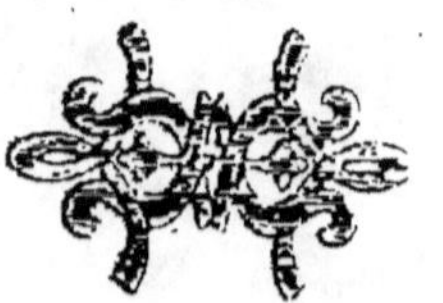